CLINIQUE OBSTÉTRICALE

LEÇON D'OUVERTURE

FAITE A L'HOPITAL SAINTE-EUGÉNIE

le 14 Novembre

Par le Docteur VANVERTS

PROFESSEUR D'ACCOUCHÉMENTS

A LA FACULTÉ CATHOLIQUE DE MÉDECINE DE LILLE

DE L'AVORTEMENT PROVOQUÉ OBSTÉTRICAL

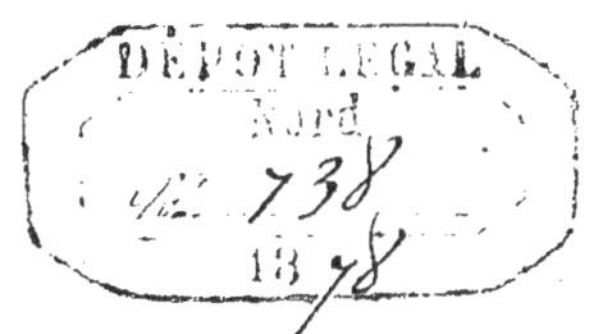

CLINIQUE OBSTÉTRICALE

LEÇON D'OUVERTURE

FAITE A L'HOPITAL SAINTE-EUGÉNIE

le 14 Novembre

Par le Docteur VANVERTS

PROFESSEUR D'ACCOUCHEMENTS

A LA FACULTÉ CATHOLIQUE DE MÉDECINE DE LILLE

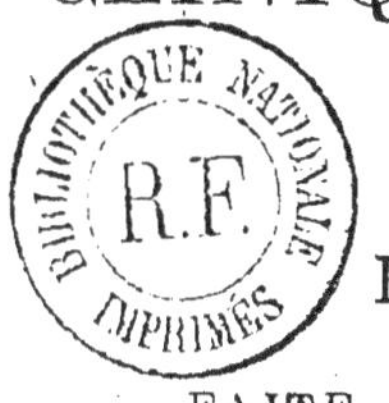

DE L'AVORTEMENT PROVOQUÉ OBSTÉTRICAL

LILLE

J. LEFORT, IMPRIMEUR, LIBRAIRE

rue Charles de Muyssart, 24.

A MONSEIGNEUR HAUTCŒUR

RECTEUR DE L'UNIVERSITÉ CATHOLIQUE

HOMMAGE DE FILIAL DÉVOUEMENT

A MONSIEUR BÉCHAMP

DOYEN DE LA FACULTÉ DE MÉDECINE

HOMMAGE DE PROFOND RESPECT

ET DE SINCÈRE AMITIÉ

CLINIQUE OBSTÉTRICALE

PREMIÈRE LEÇON

Messieurs,

Je me propose, pendant une partie de cette année, d'exposer devant vous, dans une série de leçons, quelques-unes des grandes questions concernant la pratique obstétricale : questions que je n'ai pu aborder l'année dernière, et qui sont dignes de toute votre application, de toute votre attention : je veux parler de l'avortement provoqué, de l'opération césarienne mise en parallèle avec la céphalotripsie, de la fièvre puerpérale, ou mieux des affections puerpérales et de l'éclampsie.

Ces vastes questions sont pour les deux premières, au moins, des questions de principes, et c'est dans une Faculté de Médecine càtholique que le principe, *principium*, l'idée fondamentale, doit tout d'abord se faire connaître, s'affirmer.

Ces notions bien établies, bien connues de vous, Messieurs, vous suivront pendant toute votre carrière et vous serviront de boussole dans les moments quelquefois si délicats où l'accoucheur, tenant entre ses mains deux existences également précieuses, ne peut s'inspirer que de sa conscience et surtout des enseignements de l'Eglise, notre directrice, notre maîtresse.

Il faut, Messieurs, qu'aucun de vous n'ignore que jamais, sauf peut-être, et encore, une exception sur des milliers de cas, que jamais il n'est permis de provoquer l'avortement. C'est la question posée à Paris dans un concours d'agrégation en 1875 pour la section d'accouchements, question ainsi formulée : *Dans quels cas est-il indiqué de provoquer l'avortement?* qui m'a donné l'idée d'exposer tout d'abord devant vous ce grave, ce primordial sujet. Cette question nous éclaire, tout d'abord, sur l'esprit malheureux qui règne en général dans l'école de Paris, esprit qui, ne s'occupant pas de l'enfant, de son âme, de sa vie, le sacrifie toujours impitoyablement dans l'espoir de conserver la vie de la mère. Une idée fausse, préconçue, mal interprétée, fait voir l'opération césarienne, comme une opération constamment mortelle, une *opération de l'enfance de l'art*, une mauvaise action, comme a osé l'écrire le professeur Pajot.

Grâces à Dieu, ces opinions n'ont pas force de loi, et les faits viendront en foule donner un démenti à ceux qui repoussent l'hystérotomie en niant son utilité, son efficacité, sa nécessité. Les défenseurs de cette opération comptent dans leurs rangs les noms les plus illustres, les plus justement honorés, les Stoltz, les Villeneuve de Marseille, toute l'école de Montpellier, et je suis fier, pour ma part, de pouvoir m'inscrire, dans mon obscurité, le dernier dans cette phalange d'hommes qui, tout en consacrant leur vie au soulagement de l'humanité, n'ont pas oublié qu'il y a des lois immuables formulées par Dieu auxquelles tout homme doit se soumettre, et dont il ne saurait s'affranchir.

Il est noble de voir la science médicale obéissant à la science maîtresse, à la théologie, s'inclinant devant elle et s'arrêtant là où cette science lui dit de s'arrêter.

Dieu a dit : *Non occides :* le commandement est formel, absolu : Tu ne tueras pas, et, remarquez-le bien, cet ordre n'est mitigé par aucune exception.

Il est bien entendu, Messieurs, que, la clinique s'alimentant d'actualité, je profiterai de toutes les occasions qui me seront offertes dans le service, pour faire une partie de la leçon sur les faits en observation. C'est là, du reste, l'avantage des cours de ce genre, ils frappent plus vivement l'intelligence : mais je poursuivrai, pendant le reste du temps que nous aurons, l'étude des sujets que je vous ai signalés, à savoir l'avortement, le parallèle de la céphalotripsie et de l'opération césarienne, les affections puerpérales, l'éclampsie. Abordons aujourd'hui la première question, l'avortement provoqué.

Et d'abord, il faut bien nous entendre sur le mot avortement et sur les variétés de l'avortement.

Qu'est-ce que l'avortement ?

L'avortement, c'est la cessation prématurée et morbide de la grossesse ou son interruption définitive, avec ou sans apparition des phénomènes expulsifs.

Ou bien : l'avortement, c'est l'ensemble des actes morbides qui abrègent la durée normale de la grossesse par l'expulsion ou par la mort du fœtus.

L'avortement comprend trois variétés :

1° L'avortement spontané dont nous ne nous occuperons pas en ce moment ;

2° L'avortement provoqué ou chirurgical, objet de notre étude ;

3° L'avortement criminel qui appartient à la Médecine légale, et que j'ai longuement analysé l'année dernière.

L'avortement provoqué ou chirurgical, celui qui

nous intéresse en ce moment, se divise lui-même en deux parties bien distinctes :

1° L'avortement proprement dit, ou l'expulsion artificielle du produit de la conception avant qu'il soit viable, c'est-à-dire avant le 180me jour ou même avant le 210me, puisque l'on ne peut pas considérer comme viable l'enfant avant le terme de *sept* mois;

2° L'accouchement prématuré artificiel, ou l'expulsion provoquée du produit de la conception *viable*, c'est-à-dire selon la loi ayant plus de 180 jours de vie intra-utérine et médicalement ayant 210 jours, le temps complet de la gestation comprenant 270 à 280 jours ou 40 semaines et plus dans certains cas de grossesse prolongée.

Arrêtons-nous, Messieurs, à l'historique de cette question de l'avortement, et vous verrez clair comme le jour, que l'affaiblissement de la foi religieuse, que l'altération de l'obéissance dans les pays protestants ont contribué puissamment à la facilité avec laquelle cette opération, autrefois rigoureusement repoussée, est entrée peu à peu dans les habitudes de certains pays, a été acceptée même en France et est actuellement défendue, approuvée et pratiquée largement par la plupart des maîtres de l'école de Paris.

Chez les Grecs, les moyens pour provoquer l'avortement étaient innombrables, et cet avortement, qui, malgré la prohibition des lois, se pratiquait au grand jour, l'était dans un but criminel. Aussi Hippocrate s'élève-t-il avec force contre cette ignominie de son temps, et il l'interdit à tous ses élèves sous la foi du serment.

Aristote lui-même n'hésitait pas à le conseiller dans quelques cas donnés, pour arrêter l'excès de la population : « Si la mère, dit-il, vient à concevoir » au delà du nombre prescrit, elle sera tenue de se » faire avorter avant que l'embryon soit animé ; » ce serait un crime d'attenter à son existence » lorsqu'il a reçu le souffle de la vie. »

A Rome, quand apparut le christianisme, l'avortement se pratiquait ouvertement, dans toutes les classes de la société au mépris des lois ; tant la dépravation s'était affranchie de toute barrière.

Mais le christianisme, en se répandant, opposa une digue aux flots toujours envahissants de l'immoralité, les lois les plus sévères furent édictées par Constantin et mises à exécution ; les Conciles pesèrent aussi d'un poids immense. Depuis Charlemagne, l'avortement fut réprimé avec la plus grande rigueur (condamnation à mort), et il fut confondu avec l'infanticide.

Les sévères ordonnances de Henri II furent confirmées par tous les rois jusqu'à Louis XV. Le nouveau Code s'écarta de la rigueur ancienne et distingua l'infanticide de l'avortement.

L'article 317 du Code pénal est ainsi conçu :

« Quiconque, par aliments, breuvages, médi-
» caments, violences, ou tout autre moyen, aura
» provoqué l'avortement d'une femme enceinte,
» soit qu'elle y ait consenti ou non, sera puni de
» la réclusion.

« Les médecins, chirurgiens et officiers de santé,
» ainsi que les pharmaciens, qui auront indiqué
» ou administré ces moyens, seront condamnés à
» la peine des travaux forcés à temps, dans le cas
» où l'avortement aurait eu lieu. »

Mais si la loi, malgré ses adoucissements, con-
damnait les médecins, chirurgiens et autres qui
pratiquaient l'avortement, elle ne fut pas appliquée
aux cas où l'homme de l'art provoquait l'avortement ou l'accouchement prématuré artificiel (les
deux expressions ont, au début, été presque confon-
dues), pour sauvegarder les jours en péril d'une
femme dans certaines circonstances données. Il y
eut là une tolérance, et le jurisconsulte Brillaud-
Laujardière, dans son ouvrage sur l'avortement provoqué, montre que l'article de la loi ne saurait être
applicable à l'avortement chirurgical.

En effet, pour qu'un acte soit atteint par une
loi pénale, il faut deux conditions indispensables :
1° un fait matériel, 2° l'intention qui a conduit à ce
fait et qui en détermine la moralité. — Or, dans
le cas que nous examinons, le fait matériel existe

indubitablement, mais il n'en est pas de même de l'intention criminelle.

Qu'au point de vue religieux, l'avortement soit défendu, c'est incontestable ; qu'au point de vue scientifique, il n'ait pas sa raison d'être, nous chercherons à vous le démontrer jusqu'à l'évidence : mais il n'en est pas moins vrai que l'intention de l'opérateur est honnête et qu'il cherche à sauver une existence compromise. Seulement il se place à un point de vue qui est faux. Je sais que l'on a mis en jeu non-seulement la question juridique, mais encore la question théologique et la question de la conscience médicale. Mais je sais aussi que, malgré les meilleures intentions, M. Garimond s'est complètement mépris sur les textes des auteurs sacrés qui ont traité ce sujet, et qui, selon lui, au moins pour les auteurs récents, contrairement à l'opinion des écrivains anciens, accepteraient l'avortement dans des cas déterminés par l'indication médicale. C'est parce que la fidélité aux enseignements de Dieu va toujours en s'affaiblissant, que de plus en plus on s'en affranchit, et il faut surtout bien distinguer l'avortement de l'accouchement prématuré artificiel, qui, lui, consiste, ne l'oublions pas, dans la naissance provoquée avant terme d'un enfant vivant et viable, c'est-à-dire après *sept* mois accomplis de la vie intra-utérine. Naegelé, l'illustre et savant accoucheur, donne un enseignement que

l'on ne saurait suivre quand il dit : « N'arrive-
» t-il pas, même de nos jours, qu'un médecin
» accoucheur, bien qu'appelé à temps pour porter
» du secours, soit forcé d'abandonner à son sort la
» femme en mal d'enfant, ou de sacrifier une vie
» pour en sauver une autre ?

» N'est-il pas permis, n'est-il pas nécessaire,
» n'est-il pas du devoir même du médecin, de
» sacrifier une vie à une vie, de tuer l'enfant pour
» sauver la mère ?

» Si d'un côté vous supposez que la mère, qui
» n'a point cessé d'avoir la conscience de ses actes,
» refuse à plusieurs reprises, en paroles claires et
» précises, de consentir à l'opération césarienne,
» que reste-t-il à faire au médecin ? »

Ce qu'il lui reste à faire ? c'est d'obéir avant
tout à son devoir, à sa conscience, et de se retirer
si ses conseils ne sont pas acceptés. C'est, du
reste, ce qui arrive tous les jours pour des
remèdes ou des opérations refusés. Avec l'autorité du professeur d'Heidelberg, je ne comprends
pas une pareille question. Eh quoi! un praticien
acceptera de commettre un acte défendu pour com-
plaire à une malade qui fait bon marché de la vie
de son enfant !

En suivant un raisonnement non moins faux,
Naegelé ajoute : « que chez la femme, si l'instinct
» de la conservation domine, elle peut se considé-

» rer comme menacée, attaquée par son enfant,
» qu'elle se trouve dans un cas de légitime dé-
» fense, et qu'elle peut donner ou faire donner la
» mort à son enfant. »

Comment! pour faire plaisir à une femme qui ne comprend pas son devoir, je devrai devenir son complice et être un assassin!

Naegelé dit encore : « Le médecin qui prête à la
» femme en mal d'enfant le secours de son talent,
» a reçu le pouvoir de soulager, et la mère a
» le droit d'exiger son assistance. »

Oui, le médecin doit son assistance, mais dans ce qui n'est pas contraire à ses devoirs religieux et moraux. Il la doit dans une mesure qui ne peut être appréciée que par lui seul ; et il n'a pas à se laisser dicter la conduite à tenir.

Je tiens à répéter aujourd'hui, puisque cette étude le demande, les textes des théologiens qui ont abordé ce grave sujet; textes que je vous ai cités l'année dernière, et que j'aurai plus d'une occasion, sans doute, de reproduire devant vous. — C'est mon *delenda Carthago.*

Comme notion préliminaire, écoutez ce que dit le docteur Frédault sur l'arrivée de l'âme dans l'être nouvellement formé (1).

« C'est une opinion fort légitime, que l'enfant a droit à la vie et au baptême dans le sein de sa

(1) Frédault. *Anthropologie*, page 729.

mère, et c'est au nom de l'existence en lui d'une âme immortelle et capable de salut comme de la vie, qu'on s'est autorisé pour réclamer l'opération césarienne.

» Des dissidents ont prétendu que l'âme n'arrive chez l'enfant qu'à la *naissance*, d'autres qu'elle n'existe qu'à *quatre* mois de la vie fœtale.

» On a mis en avant des autorités dans différents sens. M. Kergaradec, dans un mémoire présenté à l'Académie de Médecine en 1860, ayant pour titre : *Du devoir pour le médecin de pratiquer l'opération césarienne après la mort de la mère*, dit : « A quelle époque de la gestation le fœtus » est-il animé ? Platon a supposé que l'âme ne » s'unit au corps qu'au moment de la naissance; » Aristote fixe le terme de cette union à qua- » rante jours pour les garçons, à quatre-vingts ou » quatre-vingt-dix jours pour les filles. Zacchias » pense qu'elle s'effectue au moment même de la » conception; ce dernier sentiment est le plus » probable et le plus sûr incontestablement. Il a » été adopté par les Facultés de Médecine de » Vienne et de Prague, par les Universités de » Reims et de Salamanque, par la plupart des » Facultés de Théologie; la Sorbonne l'a qua- » lifié de *indubita doctrina*. Plusieurs Conciles » et un grand nombre d'évêques ont enjoint » aux prêtres de s'y conformer dans la pratique,

» et cela sous les peines les plus sévères.

» Saint Thomas réfute très justement l'opinion
» que l'intellect puisse venir par génération.

» Dans ses opérations, l'intelligence agit dans
» l'immatérialité, bien qu'elle se serve du corps ;
» elle ne peut donc être transmise par lui ; la
» supposer transmise avec lui, c'est la supposer
» subsistante avec lui, et par cela même, cor-
» ruptible avec lui. Elle ne vient pas de généra-
» tion mais de création.

» Il n'admet pas non plus que l'embryon soit
» le produit de l'âme maternelle ou d'une puis-
» sance formatrice séminale. Les deux opinions sont
» fausses. Pour les modernes théologiens , du mo-
» ment que l'enfant est animé, il peut être baptisé,
» et c'est l'opinion commune qu'il est animé dès
» l'instant de la conception. C'est l'opinion de saint
» Alphonse de Liguori et du cardinal Gousset.

» Du moment que le nouvel être apparaît,
» sa forme substantielle doit être présente ; ce ne
» peut être un autre principe qui le forme, car
» c'est bien l'être qui se produit, non un autre ;
» s'il était simplement le produit du père ou de
» la mère, ou de tous deux, il ne serait pas
» *lui ;* c'est son activité propre qui se déploie, et
» par conséquent, son principe actif est présent.

» Il faut donc dire que l'âme arrive dès le
» moment de la conception, et qu'elle arrive toute

» entière ; mais qu'elle déploie d'abord ses facultés
» végétatives, puis ses facultés animales, et enfin
» ses facultés intellectuelles, selon les lois de dé-
» veloppement de l'être dans son évolution vitale.

» La question philosophique est tellement nette,
» que la solution est à peu près unanime aujour-
» d'hui. Ce n'est pas dire cependant qu'on puisse
» s'en prévaloir pour assurer la nécessité du bap-
» tême de l'enfant et de l'opération césarienne
» quelques jours après une conception probable,
» nous ne les croyons autorisés que lorsque l'enfant
» est assez développé pour être viable. »

Toutes ces considérations étaient nécessaires pour
faire connaître notre opinion formelle, quand il
s'agira, dans certains cas nombreux et dont malheureusement certains accoucheurs cherchent à
agrandir le cercle, de sacrifier l'enfant pour assurer
le salut de la mère.

Eh bien, il faut qu'il ne puisse rester l'ombre de
doute dans l'esprit de personne ; on n'a le droit dans
aucun cas, sauf de *rarissimes exceptions*, de
provoquer l'avortement, et les droits à la vie de
l'enfant sont aussi sacrés pour le médecin que ceux
de la mère.

Je sais qu'on a invoqué l'infériorité de l'enfant
par rapport à la femme. Je réponds par les propres
termes de M. Garimond : « Mais cette thèse, en
» apparence si commode, tout en apportant, dans

» le cas où elle serait vraie, une grande simpli-
» fication dans certains points de pratique médicale,
» serait aussi la cause de perturbations sans limites ;
» quel serait, si réellement cette infériorité
» existait, le degré où elle devrait s'arrêter ?
» Pourrions-nous disposer de la vie du fœtus de
» la même façon dont nous disposons de celle des
» animaux les plus éloignés comme les plus rap-
» prochés de l'homme par leur perfection ?
» Aurions-nous le droit de nous débarrasser de
» lui toutes les fois que sa présence deviendrait
» un danger ou un inconvénient ? La loi civile
» retient, il est vrai, sur cette pente dangereuse,
» mais combien il serait facile de lui échapper,
» si une autre loi plus efficacement protectrice,
» *la loi morale*, ne nous indiquait clairement nos
» devoirs! Mais si cette infériorité existait, quel
» frein pourrait légitimement nous arrêter ?
» Pourquoi un jour cette vérité supposée et ses
» conséquences, forçant l'entrée de notre législa-
» tion, ne viendraient-elles point s'étaler au grand
» jour ?

» Heureusement, rien ne démontre cette infé-
» riorité : le fœtus, c'est l'homme à sa première
» origine avec toutes ses promesses d'avenir ;
» c'est peut-être le génie, c'est dans tous les cas
» un être faible qui a d'autant plus droit à notre
» protection qu'il est entouré de plus de dangers.

» Donc, si nous pouvons le sauver sans sacrifier
» *nécessairement* la mère, nous en avons le droit
» et le devoir ; toute la question consiste en ceci :
» y a-t-il une opération autre que l'avortement
» préventif ou la céphalotripsie qui, tout en
» faisant courir à la mère de graves dangers,
» puisse réussir et donner aussi dans des cas
» non exceptionnels un résultat complet, c'est-à-
» dire conserver à la vie deux êtres à la fois ?
» Aussi pouvons-nous poser le principe suivant :
» Toutes les fois qu'on peut espérer conserver la
» mère et l'enfant, on doit tenter d'obtenir ce
» résultat ; une opération dangereuse est souvent
» la seule ressource que l'on possède ; mais l'in-
» dication est formelle : quel que soit le danger,
» pourvu qu'il ne soit pas *inévitable ;* quel que
» soit *l'être* que le danger menace, on ne doit
» pas reculer devant cette opération (1). »

Pour soutenir cette opinion, il faut se rappeler
que la loi divine promulguée dans le Décalogue,
proscrit le meurtre d'une manière absolue, « *non
occides*, tu ne tueras pas, » et l'avortement, étant
nécessairement précédé ou suivi de la mort de
l'enfant, tombe évidemment sous le coup de cette
défense. Tous les théologiens, on peut le dire,
sont d'accord sur ce point, et c'est bien à tort
que M. Garimond, dans son livre sur l'avortement,

(1) Garimond, page 261.

s'appuie sur Billuart, sur Gury, sur saint Alphonse de Liguori, d'après l'avis d'un théologien versé, dit-il, dans ces questions, pour prétendre que, dans certains cas, ces auteurs autorisent l'avortement.

J'ai tenu, dans un sujet aussi grave, à lire les textes dans les auteurs eux-mêmes, et je les ai traduits du latin aussi exactement que possible.

Voici ce que dit Billuart mort en 1757 : « Quand » le fœtus est animé, ou même quand on peut » soupçonner qu'il l'est, il n'est nullement permis, » pour sauver la mère, de lui donner un remède » qui soit de nature à procurer directement ou » indirectement l'avortement, même en dehors de » l'intention de la personne qui le donne ou le » reçoit, *du moins aussi longtemps qu'il y a* » *espoir que le fœtus pourra voir le jour et être* » *baptisé.*

» La raison est que le salut spirituel de » l'enfant doit être préféré au salut corporel de » la mère.

» J'ai dit : *du moins aussi longtemps qu'il y a* » *espoir que le fœtus pourra voir le jour et être* » *baptisé,* parce que, s'il était certain qu'en ne » prenant pas le remède, le fœtus dût mourir » avec la mère, et qu'au contraire il fût certain ou » probable qu'en prenant le remède, la mère sera » sauvée, beaucoup d'auteurs estiment que, dans

» ce cas, il serait permis de prendre le remède.
» La raison en est que, dans ces conditions, la vie
» de cet enfant qui doit nécessairement mourir,
» doit à peine entrer en ligne de compte, et que,
» par conséquent, la mère a droit de pourvoir à
» sa propre conservation. Mais, dans la pratique,
» il ne peut guère y avoir de certitude que la
» mère mourra, si elle ne prend pas tel remède,
» ou que le fœtus ne pourra pas être extrait vivant
» de la mère après sa mort.

» Dans les cas de ce genre, les médecins les
» plus expérimentés eux-mêmes sont souvent
» trompés.

» Aussi, sans vouloir condamner cette manière
» d'agir, j'oserais à peine avec la plus grande hé-
» sitation la conseiller. »

Quant à Gury, qui vivait de nos jours et qui a
généralement suivi la doctrine de saint Alphonse de
Liguori, il exige les trois conditions suivantes,
pour que l'on puisse quelquefois procurer *indirectement* l'avortement ou le permettre : il faut ;
1° que la maladie de la mère soit mortelle ; 2° que
les *remèdes* nuisibles au fœtus soient par leur
vertu propre, *spécifique,* aptes à guérir la maladie ; 3° qu'il n'y ait aucun espoir de procurer à
ce fœtus la vie éternelle par le baptême.

Dans aucun de ces théologiens, il est nécessaire
de le remarquer, il n'est question d'*opération, de*

manœuvre obstétricale : par conséquent, l'avortement provoqué dans le but de sauver la vie de la
femme est toujours réprouvé.

C'est à peine s'il est besoin d'indiquer que,
l'enfant étant vivant, la céphalotripsie et la cra-
niotomie sont toujours, sans qu'il puisse y avoir
exception, absolument défendues.

Quant à l'accouchement prématuré artificiel,
une décision de la sacrée Pénitencerie de Rome
l'autorise, en ayant soin de bien préciser le moment
où il est permis :

*Si intelligatur partus immaturi qui prævenit
ordinarium naturæ cursum, ita tamen ut fœtus
eam maturitatem obsecuturus fuerit ut, in lucem
editus, vivere possit, — affirmative.*

Mais pénétrons plus avant dans la question.

C'est de l'Angleterre que nous vient la doctrine
de l'avortement provoqué et de l'accouchement
prématuré artificiel.

C'est en 1738 qu'eut lieu le premier essai d'accouchement prématuré artificiel ; en 1756, la nouvelle méthode reçut, d'après Denman, l'approbation
des praticiens les plus éclairés de Londres.

Mais c'est William Cooper qui, à la suite d'une
hystérotomie malheureuse, proposa le premier la
provocation de l'avortement, opération qui fut faci-
lement acceptée et bientôt approuvée comme l'avait
été l'accouchement prématuré.

L'Allemagne marcha hardiment dans la voie nouvelle.

Il n'en fut pas de même en France : l'accouchement prématuré artificiel, car il n'était nullement question de l'avortement, osa à peine se faire jour timidement, et Baudelocque, en 1781, condamna la nouvelle méthode pour tous les cas de vices de conformation du bassin, pour lesquels justement l'opération avait été proposée.

Gardien, Mme Lachapelle, Mme Boivin, Dugès, Capuron jusqu'en 1843, suivirent l'exemple du célèbre Baudelocque.

Il y eut à cette réprobation si généralisée quelques exceptions : Fodéré, en 1813 ; Duclos de Toulouse, en 1815.

Mais en 1827, quand Costa, au sujet d'un accouchement spontané survenu à sept mois et demi chez une femme affectée d'une maladie grave de cœur, consulta l'Académie de Médecine, pour savoir s'il n'y avait pas lieu de *provoquer l'accouchement*, lorsque la grossesse est compliquée d'une maladie qui menace la vie de la mère et de l'enfant, en supposant que *ce dernier fût viable*, il lui fut répondu « qu'il n'existe aucun cas où il soit permis de » provoquer l'accouchement avant terme, et que le » plus souvent les accouchements provoqués sont » funestes à la mère et à l'enfant. »

Cependant Velpeau, en 1829, Stoltz, en 1830,

Dubois, en 1834, soutiennent la légitimité de l'opération.

Il n'était nullement question, vous le voyez, Messieurs, de l'avortement.

Mais peu à peu les idées nouvelles gagnèrent du terrain.

Dubois accepta, à quelque temps de là, l'avortement dans les cas d'angustie pelvienne, et depuis cette époque, cette opération passa dans la pratique de toute l'école de Paris.

Le professeur Dubois, vu l'autorité de son grand nom, fit sur ce point un mal immense. Nous pouvons suivre ainsi peu à peu le travail qui se fait dans les esprits, et nous pouvons voir le frein moral et religieux se relâchant de plus en plus.

Messieurs Stoltz et Villeneuve de Marseille ont *toujours blâmé l'avortement*, et leurs protestations ont eu le plus légitime retentissement.

Dans la fameuse discussion, qui eut lieu à l'Académie de Médecine, en février 1852, sur l'avortement provoqué, au sujet d'une observation de M. Lenoir, et qui donna lieu à un rapport de Cazeaux, des opinions diverses se produisirent. Il s'agissait d'une fille rachitique opérée pour la *troisième* fois avec succès : *trois fois* la vie de l'enfant avait été supprimée, et cette malheureuse, grâce au peu de danger de l'opération, en profitait pour multiplier ses fautes. Voici, du reste, les conclusions du travail de Cazeaux, conclusions que nous ne saurions accepter, et qui donnèrent lieu à une réfutation de Bégin pleine d'éloquence et de vérité.

« De tout ce qui vient d'être dit, nous croyons
» pouvoir tirer les conclusions suivantes :

» 1° C'est par suite d'une fausse interprétation
» que les lois divines et humaines, relatives à
» l'avortement, ont été appliquées à l'avortement
» pratiqué dans un but médical.

» 2° Les lois punissent le crime, elles ne
» peuvent donc atteindre, sans injustice, un acte
» accompli avec les intentions les plus pures.

» 3° Placée dans la cruelle alternative de choisir
» entre la vie de son enfant et sa propre conser-
» vation, la femme a, de par la lói naturelle,
» le droit d'opter pour la mutilation du fœtus.

» 4° Dans ce cas, le médecin peut et doit
» sacrifier l'enfant au salut de la mère.

» 5° L'avortement provoqué étant beaucoup
» moins grave pour la mère que l'embryotomie
» pratiquée au terme de la grossesse, le médecin
» peut et doit lui donner la préférence.

» 6° Les rétrécissements dans lesquels le bas-
» sin offre moins de six centimètres et demi dans
» son plus petit diamètre, les hémorrhagies que
» rien n'a pu arrêter, les tumeurs des parties
» molles ou dures qui ne sont pas susceptibles
» d'être déplacées, ponctionnées, incisées ou extir-

» pées, *sont les seules indications de l'avorte-*
» *ment provoqué.*

» 7° Le médecin ne doit jamais s'y décider
» sans avoir préalablement pris l'avis de plusieurs
» confrères éclairés. »

Nous avons déjà réfuté en grande partie les
conclusions de ce rapport, et nous nous réservons
de vous citer tout à l'heure quelques phrases du
discours de M. Bégin ; mais nous voulons, avant
tout, vous faire remarquer, et nous entrerons à
ce sujet dans de grands détails dans la seconde
leçon, que les cas indiqués par Cazeaux comme
les seuls qui autorisent l'avortement provoqué,
rétrécissements du bassin, hémorrhagies, tumeurs
des parties molles ou solides, sont ceux pour
lesquels on ne *saurait dans aucune circonstance*
l'autoriser ; au contraire, dans les vomissements
incoërcibles où *rarement, rarissimement*, la mort
de la mère devant amener sûrement la mort de
l'embryon, on pourrait *peut-être* se croire autorisé à pratiquer cet avortement, Cazeaux ne trouve
pas d'indication suffisante.

Donc, nous pouvons conclure en disant que, sur
des millions de cas, il n'y aura pas une fois où
l'avortement provoqué pourra être pratiqué. Da-
nyau, dans son discours, résume ainsi les opinions
émises par Cazeaux :

« Pour notre honorable collègue, cet état

» pourtant si grave n'est pas une indication , et
» pour rejeter l'avortement provoqué en pareil
» cas, il se fonde : 1° Sur ce que les vomisse-
» ments , malgré leur intensité , ne sont pas le
» plus ordinairement mortels, et se sont plus
» d'une fois arrêtés au moment où l'on désespé-
» rait de les voir cesser ; 2° sur le peu de succès
» obtenu des opérations pratiquées pour y mettre
» un terme, et soustraire la femme à une mort
» imminente ; 3° sur l'impossibilité de déterminer
» avec précision l'époque à laquelle on ne peut
» rien attendre des efforts de la nature et des
» ressources de la thérapeutique, et où il convient
» d'opérer. »

Mais arrivons à M. Bégin.

Il proteste tout d'abord contre l'opinion qui semble généralement admise, du *droit à l'avortement obstétrical*. « Cette doctrine, dit-il, très
» consciencieuse d'ailleurs, et partant très res-
» pectable, partagée par un grand nombre d'ac-
» coucheurs distingués à l'étranger et en France,
» est, pour moi, non-seulement erronée en elle-
» même, mais des plus dangereuses dans ses
» conséquences.

» J'ai cette conviction, que les accoucheurs,
» partisans de l'avortement obstétrical, s'exagèrent
» le droit qu'ils s'attribuent de décider, dans cer-
» tains cas, de la vie ou de la mort de l'être

» vivant encore contenu dans le sein maternel.
» Je suis également convaincu que, si cette doc-
» trine venait malheureusement à se propager,
» elle ouvrirait la voie à de déplorables abus. »

Et plus loin il ajoute : « Le sixième commande-
» ment invoqué par monsieur le rapporteur est
» absolu, il sera toujours une des bases essen-
» tielles de la société civilisée : il peut être enfreint ;
» il ne l'est que trop souvent ; mais cette infrac-
» tion entraîne, dans tous les cas, une redoutable
» responsabilité. Pour le fait particulier d'avorte-
» ment, la loi religieuse n'a que des règles abso-
» lues qui n'admettent aucune exception ou excuse
» susceptible de disculper son auteur, toutes les
» fois qu'il y a eu action *directe et délibérée*.
» La raison en est simple : cette loi est basée
» sur les lois naturelle et divine qui, si elles per-
» mettent de sévir contre nos semblables, dans
» le cas où ils nous attaquent, défendent de leur
» nuire en rien lorsqu'ils sont inoffensifs. »

Je ne saurais trop emprunter à cet éloquent
discours ; pardonnez-moi, Messieurs, la longueur
de ces citations.

M. Bégin dit encore :

« L'intention qui nous anime, le but que nous
» nous proposons d'atteindre, constituent seuls,
» disent tous les partisans de l'avortement obsté-
» trical, la criminalité des actes. Le chirurgien

» pratique les opérations les plus graves, et même
» la castration, nominativement défendue par la
» loi; et ces blessures ou ces mutilations, qui
» seraient des crimes si elles étaient faites par
» d'autres mains et dans un but coupable, ne sont
» jamais, contre l'homme de l'art, l'objet d'aucune
» poursuite judiciaire.

» Ici encore il y a rapprochement de faits très
» différents. Le chirurgien, en décidant et en
» faisant accepter une opération grave, n'a en vue
» que la conservation de la vie du malade à qui
» il la propose; aucune existence autre que celle
» de ce malade n'est compromise. Tandis que dans
» le cas d'avortement, en supposant la vie de la
» mère aussi sérieusement et immédiatement me-
» nacée qu'on le voudra, c'est moins sur elle que
» l'homme de l'art agit, que sur un tiers, fort
» innocent, qu'il sacrifie pour diminuer les dan-
» gers que sa présence fait courir à la malade.
» Le médecin alors ne sauve pas directement une
» vie menacée, il choisit entre deux existences,
» il prononce un arrêt, et c'est le droit de faire
» ce choix, de prononcer cet arrêt de vie ou de
» mort, que je lui dénie. »

Je termine, Messieurs, car il faut bien s'arrêter;
je termine ces citations déjà trop longues, par
quelques lignes d'une véritable éloquence qui
peignent l'homme de cœur et de nobles sentiments.

« L'honorable rapporteur, se fondant sur les
» assertions de plusieurs de ses devanciers , affirme
» que la femme a le droit de choisir entre le sacri-
» fice de son enfant et une opération très dange-
» reuse pour elle ; que le médecin a le droit et
» l'obligation d'exécuter ce jugement contre nature,
» et qu'il peut, dans l'accomplissement de ce
» devoir, invoquer l'intérêt de la société.

» J'admire la facilité avec laquelle, dans ce
» système, le médecin se trouve transformé en
» exécuteur de l'arrêt inacceptable d'une mère
» sans entrailles. Ce que j'admire plus encore, c'est
» le sans-façon avec lequel on disserte sur la valeur
» absolue ou comparative d'un fœtus de trois,
» quatre, cinq ou six mois, et même d'un en-
» fant arrivé au terme de la vie intra-utérine. Mais
» qui donc a institué l'accoucheur juge de cette
» vie encore à ses premières lueurs ? qui a livré
» à sa discrétion ce petit être qui, pour n'avoir
» pas eu encore de relations directes avec le
» monde extérieur, n'en est pas moins confié à
» toute sa sollicitude, et placé d'ailleurs sous
» la protection des lois ? »

En voilà assez, ce me semble, vous comprenez,
Messieurs, l'importance de ce sujet ; je vous ai
mis en mesure, je crois, de lutter contre les opinions
qui pourront chercher à vous circonvenir. Votre
conscience est en jeu : vous ne devez jamais faiblir.

Je répondrai, en finissant, aux paroles exprimées par M. Depaul, dans le *Dictionnaire encyclopédique des sciences médicales*, et à la question posée par M. Pajot dans une lettre à M. Stoltz.

« Quant à moi, dit M. Depaul, après y avoir
» longtemps réfléchi, je n'ai pas hésité à faire
» dans quelques cas ce que j'aurais voulu qu'on
» fît pour ma femme ou pour mes filles, si elles
» s'étaient trouvées dans de telles conditions. »

M. Pajot dit, s'adressant à M. Stoltz :

« J'ignore s'il est assez heureux pour avoir
» des enfants : s'il avait une fille, avec un bassin
» de moins de cinq centimètres, attendrait-il le
» terme de la grossesse pour lui ouvrir le ventre,
» ou la ferait-il avorter ? »

Voici ma réponse et mon opinion :

Je déclare, en toute conscience, après y avoir mûrement réfléchi, que je voudrais, que j'exigerais pour ma femme et pour ma fille que rien ne fût essayé pour arrêter la grossesse, et que je n'hésiterais pas une seconde à pratiquer ou à faire pratiquer sur elles l'opération césarienne.

Le devoir parle, ma conviction est inébranlable.

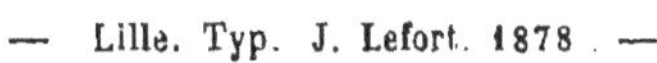

www.ingramcontent.com/pod-product-compliance
Lightning Source LLC
LaVergne TN
LVHW020452060726
842525LV00005B/1669